Miriam Doritza Bautista Callisaya

Desafíos y realidades de adultos mayores con discapacidad

Miriam Doritza Bautista Callisaya

Desafíos y realidades de adultos mayores con discapacidad

en Charaña - Bolivia

Editorial Académica Española

Imprint
Any brand names and product names mentioned in this book are subject to trademark, brand or patent protection and are trademarks or registered trademarks of their respective holders. The use of brand names, product names, common names, trade names, product descriptions etc. even without a particular marking in this work is in no way to be construed to mean that such names may be regarded as unrestricted in respect of trademark and brand protection legislation and could thus be used by anyone.

Cover image: www.ingimage.com

Publisher:
Editorial Académica Española
is a trademark of
Dodo Books Indian Ocean Ltd. and OmniScriptum S.R.L publishing group

120 High Road, East Finchley, London, N2 9ED, United Kingdom
Str. Armeneasca 28/1, office 1, Chisinau MD-2012, Republic of Moldova, Europe
Managing Directors: Ieva Konstantinova, Victoria Ursu
info@omniscriptum.com

Printed at: see last page
ISBN: 978-620-0-02271-4

CARACTERÍSTICAS SOCIODEMOGRÁFICAS DE ADULTOS MAYORES EN SITUACIÓN DE DISCAPACIDAD DEL MUNICIPIO DE CHARAÑA, LA PAZ BOLIVIA.

Índice de contenido

Agradecimientos

Un agradecimiento a la población de Charaña, SEGIP y UTRAID que permitieron que el trabajo de investigación se pueda llevar a cabo.

Agradecimiento a mi familia por su apoyo emocional que permitió la realización del trabajo de investigación.

Resumen

En Bolivia según datos del último Censo de Población y Vivienda 2012 se identifica 388.109 personas que tendrían una serie de desafíos y dificultades que pueden variar dependiendo del grado y tipo de discapacidad, así como otros factores sociales e individuales, de las cuales la mayoría, 51,13 %, son mujeres y 48,87% son varones. Para que las personas con discapacidad tengan una calidad de vida aceptable y puedan mantenerse requieren acciones de promoción de la salud, prevención de la discapacidad, recuperación funcional e inclusión social. Estos aspectos fungen como un componente fundamental de la salud física y psicológica necesaria para lograr la equidad entre los individuos, pero también es un derecho fundamental y, por lo tanto, una responsabilidad social. En el presente trabajo de investigación se presentan las acciones de prevención de salud en la atención integral de paciente con discapacidad en el Municipio de Charaña, localizado a 230 km del departamento de La Paz – Bolivia un País en vías de mejora en la atención en salud de personas con discapacidad. El presente estudio es de enfoque cualitativo – cuantitativo, mediante la técnica de recolección de datos a través de entrevista y encuesta, durante el estudio realizado se ha logrado identificar 38 personas con discapacidad las cuales fueron evaluadas por el personal de Salud del Centro de Salud Charaña mediante un perfil epidemiológico, además se realizó prevención de salud en la atención integral en personas con discapacidad. Durante el desarrollo de la investigación se presentaron dificultades en el transporte de pacientes de personas con discapacidad, de las conclusiones del trabajo de investigación se obtuvo logros promoción y prevención de la salud mediante el logro de 19 personas que obtuvieron su carnetización con un bono económico del Estado, además de la inclusión de autoridades de Municipio, personal de salud, profesores y estudiantes de las diferentes Unidades Educativas pertenecientes al Municipio, familiares y pacientes quienes estuvieron comprometidos y demostraron apoyo.

PALABRAS CLAVE: Discapacidad, inclusión, sociodemografía.

1. Introducción

A lo largo del desarrollo de la humanidad, las ideas acerca de las personas con discapacidad se han modificado sustancialmente. Han entrado en juego las características históricas de cada país, las condiciones socioeconómicas, las tradiciones y creencias y el avance de las ciencias en sus distintas expresiones, lo cual ha enriquecido los enfoques sobre el modo de intervenir en personas con capacidades diferentes.

En Bolivia según datos del último Censo de Población y Vivienda 2012 se identifica 388.109 personas que tendrían alguna dificultad permanente, de las cuales la mayoría, 51,13 %, son mujeres y 48,87% son varones.[1]

La Constitución establece el seguro universal de salud para todas las y los Bolivianos, así como el acceso a la seguridad social y de manera específica la cobertura en casos de discapacidad y necesidades especiales. (CPE, Sección II, Artículo 45)[2].

Para que las personas con discapacidad tengan una calidad de vida aceptable y la puedan mantener se requieren acciones de promoción de la salud, prevención de la discapacidad, recuperación funcional e inclusión social; estos aspectos fungen como un componente fundamental de la salud física y psicológica necesaria para lograr la equidad entre los individuos, pero también es un derecho fundamental y, por lo tanto, una responsabilidad social.

La inclusión de las personas con discapacidad es responsabilidad del conjunto de la sociedad y no solo del gobierno, y debe comprender la atención médica y psicológica, el fomento del empleo, la práctica de la recreación y los deportes, así como el acceso a medios físicos apropiados y a la rehabilitación. Por tal motivo, dicha atención implica la participación de diferentes profesionales en un determinado servicio o programa, al igual que la coordinación interinstitucional para favorecer la eliminación o solución de las deficiencias físico biológicas, psicológico-comportamentales y sociales, en personas y grupos.[2]

Puesto que la experiencia de la discapacidad es única para cada persona, no sólo porque la manifestación concreta de la enfermedad, desorden o lesión es única, sino porque esa condición de salud estará influida por una compleja combinación de factores (desde las diferencias personales de experiencias, antecedentes y bases emocionales, construcciones e Intelectuales, hasta el contexto físico, social y cultural en el que la persona vive), ello da pie para sugerir la investigación de cuál es la actitud de la familia y el entorno social con la persona con discapacidad, porque las percepciones y actitudes hacia la discapacidad son muy relativas, ya que están sujetas a interpretaciones culturales que dependen de valores, la discapacidad y su construcción social varían de una sociedad a otra y de una a otra época, y van evolucionando con el tiempo.

El presente estudio es de enfoque cualitativo – cuantitativo, a través de la técnica de recolección de datos mediante la entrevista utilizando el cuaderno de campo, de ficha epidemiológica además de encuestas.

Presenta acciones de prevención de la salud en la atención integral de paciente con discapacidad en el Municipio de Charaña, de enero a junio, 2023.

2. Marco teórico

2.1 Definición

2.1.1 La Discapacidad

La discapacidad se puede conceptualizar como una condición que implica limitaciones en el funcionamiento físico, mental, sensorial o cognitivo de una persona, además se añaden las barreras sociales y ambientales, dificultando su participación plena y efectiva en la sociedad. Según la Organización Mundial de la Salud (OMS, 2001), la discapacidad no solo se centra en las deficiencias individuales, sino que también considera la interacción compleja entre las limitaciones de la persona y los obstáculos presentes en su entorno.[1]

Las personas con discapacidad se enfrentan a diversas barreras para poder insertarse en la sociedad, debido a que tienen que sufrir eventos de exclusión como la discriminación, la imposibilidad o dificultad para desenvolverse libremente por las calles, transportes.2

En la evaluación de la discapacidad no solo se tiene en cuenta el déficit funcional de la persona, sino que también se consideran los factores contextuales (ambientales y personales) que pueden afectar su salud y los estados relacionados con su salud.[3]

2.1.2 Personas con diversidad funcional

La diversidad funcional es un término que forma parte de la sociedad actual en diferentes países y que tiene en cuenta a todos sus miembros de forma igualitaria, este concepto considera que todas las personas tienen una serie de capacidades y funcionalidades diferentes entre sí, con el objetivo de combatir la exclusión social.[4]

2.**2 Las personas con *discapacidad en proceso de envejecimiento***

Un individuo tiene su forma peculiar de envejecer a través de un proceso que tiene características personales y sociales diferentes.

Al envejecer, se manifiesta una segunda discapacidad, que supone la aparición o agravación de dependencias.

Al tratarse de enfermedades que restan autonomía, las discapacidades producidas se vienen a sumar a las ya existentes, hecho que, unido a la pérdida de capacidad de adaptación, convierte a personas de por sí frágiles en mucho más vulnerables.

En las personas adultas con discapacidad se añaden factores físicos por la incorporación de nuevas limitantes como ortopédico, respiratorio, de la audición y del equilibrio con mayor incidencia en el aspecto mental, la aparición o agravamiento de problemas de depresión.[4]

Actualmente se está avanzando en neutralizar la imagen tradicional de aislamiento que tenían las personas con discapacidad en la comunidad. Por otra parte, se está incrementando su presencia en los ámbitos de participación social y en los espacios normalizados de la vida pública.

Entre ellos podemos destacar la implicación en la vida ciudadana de su entorno a través de actividades de ocio y tiempo libre, con espacios adecuados para estas personas, la incorporación a las iniciativas culturales de los equipamientos públicos de su medio, la participación en los programas y actividades de envejecimiento activo.

2.3 Envejecimiento sociodemográfico de personas con discapacidad

2.3.1 A nivel mundial

Los cambios sociodemográficos actuales han tenido un impacto notable en el perfil de las personas con discapacidad física. Los avances sociosanitarios han favorecido el aumento de la esperanza de vida de las personas con discapacidad.[5]

La discapacidad física, adquiere un papel importante en los cambios sociales que se producen ya que en un porcentaje muy importante es adquirida.

Entre los aspectos importantes a mencionar son los siguientes:

- *Avances médicos y tecnológicos:* Los avances en la medicina y la tecnología médica han mejorado la atención médica y la calidad de vida de las personas con discapacidad.
- *Mejoras en la accesibilidad y los cuidados:* Las mejoras en la accesibilidad a servicios de salud, atención y cuidados específicos para personas con discapacidad han contribuido a un mejor manejo de sus condiciones y, por ende, a un aumento en la longevidad.
- *Cambios en la percepción social:* La sociedad está cada vez más consciente sobre la importancia de la inclusión y el respeto a los derechos de las personas con discapacidad, lo que ha llevado a un mayor énfasis en proporcionar los

recursos necesarios para garantizar su bienestar y envejecimiento de manera adecuada.

- *Apoyo gubernamental y políticas sociales:* Los programas gubernamentales y las políticas sociales que proporcionan apoyo financiero y de otro tipo a personas con discapacidad también pueden contribuir al envejecimiento activo de esta población al facilitar el acceso a servicios adaptables a personas adultas con discapacidad.
- *Mejoras en la calidad de vida:* Factores como una mejor educación, oportunidades de empleo y calidad de vida, espacios amigables, pueden influir en el envejecimiento sociodemográfico de personas con discapacidad al brindarles mayores oportunidades y recursos a lo largo de sus vidas.[6]

2.3.2 En Bolivia

En relación a los cambios generados durante el envejecimiento sociodemográfico de personas con discapacidad, se identificó un avance significativo a nivel urbano en relación a accesos en servicios de salud especializados y adaptados a las necesidades específicas como atención médica, rehabilitación, terapia física y ocupacional así como cuidados paliativos en caso de enfermedades crónicas y degenerativas, lo que no se evidencia de la misma manera a nivel rural específicamente en el sector donde se realiza la investigación debido a falta de políticas de salud que deben ser implementados en el Municipio, a continuación se describen diferentes factores asociados:

- *Mejoras en la atención médica:* mediante la implementación de programas gubernamentales, se logra evidenciar avances en la atención médica y terapias especializadas las cuales pueden contribuir al aumento de la esperanza de vida de las personas con discapacidad en Bolivia.
- *Desarrollo de políticas inclusivas:* Se ha ido trabajando mediante la implementación de guías para la atención, mediante la implementación de políticas gubernamentales que fomenten la inclusión y el bienestar de las personas con discapacidad.
- *Apoyo social y comunitario:* actualmente se está trabajando en redes de apoyo social y comunitario, el apoyo de la comunidad y la familia puede contribuir

significativamente al bienestar de las personas con discapacidad a medida que envejecen.

- *Educación y empleo*: Mejoras en el acceso a la educación y oportunidades de empleo para personas con discapacidad pueden tener un impacto positivo en su calidad de vida a lo largo del tiempo.
- *Cambio en la percepción social:* Una mayor conciencia y aceptación social de las personas con discapacidad pueden influir en su inclusión y participación activa en la sociedad a medida que envejecen.[7]

2.4 Situación psicosocial de las personas mayores con discapacidad

La discapacidad psicosocial es un proceso que se añade a otro tipo de discapacidad y aparece cuando el entorno no permite a una persona participar de la misma manera que lo haría una persona no discapacitada, a causa de un proceso o antecedente en salud mental, el cual debe ser evaluado y diagnosticado por un profesional en salud.[8] Asimismo, los profesionales de las Ciencias de la Salud (médicos generales, psiquiatras y enfermeras) centran su análisis en el modelo médico con fines de rehabilitación individual haciendo alusión a que los procesos deben ser individualizados y no mediante un trabajo interdisciplinario. Aunque se asocia el estigma social con la enfermedad mental no se hace alusión al modelo social de abordaje, pues se da cuenta de un proceso de intervención exclusivo desde el ámbito clínico e intrahospitalario. Frente a la discapacidad psicosocial no se reconoce el concepto y por tanto no se asocia a la enfermedad mental de forma tal que no se reconoce la relación directa entre: Enfermedad mental, Estigma social y exclusión por Discapacidad psicosocial.[9]

La situación psicosocial de las personas mayores con discapacidad puede estar influenciada por una variedad de factores, y es importante abordar tanto sus necesidades psicológicas como sociales.

- *Estigma y discriminación:* Las personas mayores con discapacidad pueden enfrentar estigmatización y discriminación, lo que puede afectar su bienestar psicosocial, no solo de las personas, también de su entorno, la percepción negativa de la discapacidad en la sociedad puede llevar a la exclusión social y a la falta de oportunidades.

- *Salud mental:* Las personas mayores con discapacidad pueden experimentar desafíos en su salud mental debido a factores como la limitación de la movilidad, la dependencia de otros para las actividades diarias y la posible pérdida de roles importantes. La soledad, depresión y el aislamiento también son preocupaciones comunes.
- *Apoyo social:* La presencia de una red de apoyo social sólida es crucial. La falta de apoyo puede contribuir a la soledad y al aislamiento, mientras que el apoyo emocional y práctico de la familia o comunidad puede mejorar la calidad de vida de las personas mayores con discapacidad.
- *Accesibilidad y entorno físico:* La accesibilidad a entornos físicos puede afectar la autonomía y la participación social de las personas mayores con discapacidad. La falta de accesibilidad puede limitar y afectar su participación en actividades comunitarias y sociales.
- *Cuidado y asistencia:* Dependiendo del tipo y grado de discapacidad, algunas personas mayores pueden necesitar asistencia y cuidado adicional. La calidad de estos servicios puede afectar significativamente su bienestar psicosocial, disminuyendo su calidad de vida.
- *Participación social:* Fomentar la participación activa en actividades sociales y comunitarias es fundamental. La inclusión en eventos y actividades puede mejorar la autoestima y brindar un sentido de pertenencia.
- *Adaptación y aceptación:* Las personas mayores con discapacidad pueden experimentar un proceso de adaptación a su condición. La aceptación de la discapacidad y la adaptación a cambios en la vida cotidiana son aspectos psicosociales importantes en caso de que la persona sea consciente de su enfermedad.
- *Empoderamiento y autonomía:* Promover la autonomía y el empoderamiento es esencial. Brindar a las personas mayores con discapacidad las herramientas y los recursos necesarios para tomar decisiones y participar activamente en la sociedad, tanto como reuniones de la comunidad, de la familia puede mejorar su bienestar psicosocial.

Es fundamental abordar estos aspectos desde un enfoque integral sociocultural que incluya el apoyo emocional, la accesibilidad física, la inclusión social y el respeto a los derechos de las personas mayores con discapacidad. Además, es importante considerar la diversidad de experiencias dentro de este grupo, ya que las necesidades y desafíos pueden variar según el tipo y la gravedad de la discapacidad.[9]

2.5 Modelos de atención a las personas mayores con discapacidad

Existen diferentes modelos de atención a las personas mayores con discapacidad, cada uno diseñado para abordar diversas necesidades y circunstancias.

2.5.1 Modelo Médico

parte de una perspectiva de análisis basada en la enfermedad, lo cual limita al modelo a la hipótesis y el descubrimiento de un agente causal, presenta limitaciones enfocado en la relación salud-enfermedad y su relación unicausal.

Este modelo puede entenderse únicamente a la relación médico-paciente, limitada al diagnóstico y al tratamiento y la prevención, dejando de lado el área psicosocial de la persona mayor con discapacidad.[10]

2.5.2 Modelo Social

Este modelo se basa en el reconocimiento de las dimensiones sociales de la discapacidad. Busca mejorar la participación social y la calidad de vida, teniendo en cuenta factores como la inclusión, la accesibilidad y la igualdad de oportunidades. Con ese modelo, el paradigma de la discapacidad cambió, pasando de ser considerado limitaciones físicas de ciertos individuos, a analizar y enfocarse en los ambientes sociales que generan limitaciones sobre grupos o categorías de personas.[11]

La discapacidad empezó a pensarse desde la posibilidad de la interacción de las personas con el medio ambiente y su entorno, e integra lo físico-biológico, lo psicológico y lo social.

Desde un contexto personal, social y cultural de cada comunidad, atendiendo los rasgos singulares de la persona y del entorno.[11]

2.5.3 Modelo de Rehabilitación

Este enfoque se centra en la rehabilitación y la mejora de las capacidades funcionales de las personas con discapacidad. Busca facilitar la independencia y la participación activa en la sociedad a través de terapias y apoyos especializados. Así también las personas rigen su vida a partir de diferentes factores, estos pueden ser de tipo interno o externo y constituyen el ambiente físico, social y actitudinal que poseen entre sí, una relación que influye positiva o negativamente en las posibilidades de participación del individuo dentro de una sociedad.[12]

2.5.4 Modelo de Atención Centrada en la Persona (ACP)

Pone énfasis en las preferencias y necesidades individuales expresadas de la persona adulta mayor. Busca personalizar la atención, involucrar a la persona en la toma de decisiones y considerar sus deseos y valores en la planificación y prestación de servicios.

La atención centrada en la persona y sus seres queridos es un enfoque que promueve los factores necesarios para que se produzca la consecución de objetivos basados en la mejora de la calidad de vida de las personas, así como su bienestar, partiendo del respeto, la dignidad, preferencias, intereses participación y derechos como base del concepto.

Esta basado en siete principios:

- *Principio de autonomía:* Se refiere a derechos fundamentales de las personas, como la toma de decisiones y control de ella.
- *Principio de participación:* considera las diversas situaciones de fragilidad o dependencia que nos podemos encontrar, establece el derecho a la participación en la vida cotidiana, al disfrute de las relaciones sociales.

  Está dirigido a los pacientes, familias, comunidad y entorno, quienes pueden estar presentes y ser partícipes en la toma de decisiones.
- *Principio de integralidad:* está en relación a los aspectos biológicos, psicológicos y sociales.
- *Principio de individualidad e intimidad*: en cada individuo debe prevalecer el respeto a la intimidad e integridad personal, de acuerdo

a sus derechos y deberes identificados en la sociedad o recintos donde se encuentran hospedados.

- *Principio de integración social:* cada adulto mayor debe vivir de acuerdo a su usos y costumbres las cuales depende de su familia y entorno donde se encuentre.
- *Principio de independencia y bienestar:* Todos los residentes han de tener acceso a programas informativos-formativos dirigidos a la prevención o agravamiento de la dependencia, mejora de su bienestar y promoción de su autonomía.
- *Principio de continuidad de cuidado:* asimismo las personas que se encuentren en un centro por situación de fragilidad o dependencia tienen derecho a recibir unos cuidados continuados y de calidad, que se adapten a las circunstancias y características. [13]

2.5.5 Modelo de Envejecimiento Activo

Este modelo promueve un enfoque positivo hacia el envejecimiento y busca mantener a las personas mayores activas y participativas en la sociedad. Incluye la promoción de la salud, la participación en actividades significativas y el apoyo a la autonomía.

2.5.6 Modelo de Cuidados a Largo Plazo

Este modelo se centra en proporcionar servicios y apoyo continuo a las personas mayores con discapacidad que pueden requerir asistencia a largo plazo. Incluye servicios de cuidado en el hogar, cuidados paliativos y opciones de vida asistida, además de intervención a la familia.

2.5.10 Modelo Integral: Este enfoque busca abordar las necesidades de las personas mayores con discapacidad desde múltiples dimensiones, incluyendo aspectos médicos, sociales, emocionales y de calidad de vida. Busca coordinar diversos servicios para brindar una atención completa y holística.

2.5.7 Modelo de Atención Domiciliaria

Se centra en proporcionar servicios y cuidados directamente en el hogar de la persona mayor con discapacidad, permitiéndoles permanecer en su entorno familiar, la cual puede ser incluido la teleeducación.[14]

2.6 Prevención primaria

Se tiene como objetivo procurar que el daño en el desarrollo de la discapacidad no suceda al establecer programas que lleguen a la mayor cantidad posible de población que esté en riesgo. Los cuales abarcan dos grandes estrategias: la promoción de la salud y la protección específica.

La primera tiene como fin prolongar la vida y que ésta transcurra sin discapacidades; se dirige a personas que están sanas y procura que la sociedad adopte medidas que ayuden a modificar los modos de vida para mantener el estado de bienestar. La protección específica, a su vez, comprende todas las intervenciones de prevención de enfermedades mediante la inmunización, el control de la exposición a agentes patógenos.[15]

2.7 Prevención secundaria

Se considera la detección e intervención precoz de cualquier alteración en el desarrollo antes de que se haya manifestado por completo. En la cual se realiza intervenciones dirigidas a mejorar el curso de la enfermedad mediante servicios de diagnóstico temprano, tratamiento precoz, detección de factores de riesgo y actividades sociales y educativas.

Los programas de tamizaje son un ejemplo claro de las acciones relacionadas con este nivel.

Considerar que estas acciones permiten llevar a cabo programas de intervención temprana que promuevan un desarrollo integral. [16]

2.8 Prevención terciaria

Se manifiesta cuando ya se ha identificado claramente que existe una discapacidad, permite evitar el deterioro y las complicaciones, además se intenta que la persona alcance su máximo desarrollo en los ámbitos personal, social y laboral.

Es llevado a cabo mediante un trabajo interdisciplinario en la cual las diferentes áreas en relación consensuan sobre los beneficios y acciones ante una persona adulta con discapacidad.

La determinación de las variables del origen y de la población de riesgo corresponde a las ciencias biomédicas, las que determinan o evalúan las limitaciones o alteraciones biológicas producidas como consecuencia de una alteración genética ocasionada por eventos patógenos, como traumatismos e infecciones, entre muchos otros.

La evaluación y determinación del grado de alteraciones conductuales asociadas a los trastornos biológicos corresponde a las ciencias psicológicas sin que ello implique descartar la opinión de otros profesionales, así como determinar el tipo y calidad de las interacciones responsables del origen y mantenimiento de una determinada alteración conductual.

Es objeto de las ciencias sociales determinar y evaluar si hay condiciones sociales que se correlacionen con la mayor o menor presencia de eventos patógenos que generen daños biológicos asociados a las alteraciones conductuales, definiendo, en su caso, las poblaciones en riesgo.

Es importante destacar que no todas las interacciones ocurren aisladas, por lo que es necesario evaluar en cada caso las condiciones biológicas del individuo, fundamentalmente su sistema sensorial y su equipo de respuesta, que son objeto de las ciencias biomédicas, al igual que las condiciones ambientales específicas en que se desenvuelve el objeto de las ciencias sociales. Por tanto, un trabajo conjunto y coordinado es necesario para la atención de cualquier discapacidad, cada una de las disciplinas debe llevar a cabo acciones concretas.[17]

El comportamiento y actitud de los miembros de la familia, las formas de relacionarse entre ellos, las expectativas que tengan pueden afectar el desarrollo de cada integrante, obstaculizándolo o favoreciéndolo su desarrollo integral.

La prevención también se dirige a la capacitación de los familiares en el empleo de métodos y procedimientos de convivencia familiar. Estos métodos se refieren a aspectos de interacción muy concretos, como favorecer las conductas prosociales, supervisar las actividades de las personas con discapacidad, enseñarlos a solucionar conflictos, practicar el respeto a las reglas y realizar acuerdos sobre la convivencia.

Hasta este momento, queda claro que el retardo en el desarrollo es multicausal y requiere de diversas acciones concretas e inmediatas en los tres niveles de prevención, además de la participación de los diferentes profesionales relacionados con el área de la salud.

2.9 Discapacidad en Bolivia

En Bolivia una de las tareas más urgentes respecto del sector de las personas con discapacidad es la de contar con un diagnóstico fiable sobre su situación, condición indispensable para llevar adelante una política de Estado sobre el tema, reclamada no sólo por los interesados, sino por la comunidad internacional, sobre todo, desde la aprobación de la Convención de la Organización de las Naciones Unidas al respecto, en el año 2006 y recientemente ratificada como Ley del Estado Plurinacional, en el año 2009.

2.9.1 Ley general para personas con discapacidad Nro.223

Promulgada 2 de marzo del 2012 Garantizada el ejercicio pleno de sus derechos y deberes en igualdad de condiciones y equidad de oportunidades, trato preferente bajo un sistema de protección integral.

La Resolución Ministerial número 0595 del 3 de agosto de 2007 que, en su artículo tercero, establece que la Gobernación, Sedes y Municipios deberán proveer las condiciones requeridas y autorizar a los establecimientos acreditados, para la sostenibilidad del programa de registro Único Nacional de personas con

El Ministerio de Salud a través de su Área de Discapacidad tiene la obligación de supervisar el Registro y la Calificación para las personas con Discapacidad (PDC).Las Gobernaciones y SEDES, SEDEGES son responsables de autorizar los establecimientos de Salud acreditados para la Calificación, insertar en los POAs ,recursos que vayan en beneficio de la creación de equipos calificadores y la sostenibilidad de los mismos Resolución Ministerial N°0846 del 30 de Noviembre de 2006, Resuelve: reconocer como instrumento oficial para la calificación de discapacidad, BAREMO establecido en el documento valoración de las minusvalías. Resolución Ministerial N°0191/de abril 2009 Aprueba el: "manual de procedimientos para la calificación a personas con discapacidad y la guía para el uso del certificado del registro único nacional de personas con discapacidad".

El artículo 7mo. De la Resolución Ministerial Nro.130 del 8 de marzo del 2008, Establece:

"Apruébese el porcentaje de Discapacidad como mínimo el 30% para otorgar el Carnet de Discapacidad".[17]

2.10 Tipos de discapacidad

El Estado Plurinacional de Bolivia reconoce las siguientes Discapacidades según la Ley 223:

- **Discapacidad físico motora**: Son las personas con deficiencias anatómicas y neuromusculares o funcionales causantes de limitaciones en el movimiento.
- **Discapacidad intelectual**: Son las personas caracterizadas por alteraciones funcionales del sistema nervioso central, que ocasionan limitaciones. significativas tanto en el funcionamiento de la inteligencia, el desarrollo psicológico evolutivo como en la conducta adaptativa.
- **Discapacidad mental o psíquica:** Son las personas caracterizadas por deficiencias funcionales del sistema nervioso central, con limitaciones que generan enfermedad mental.
- **Discapacidad visual**: Son las personas con deficiencias anatómicas y/o funcionales, causantes de ceguera completa.
- **Discapacidad auditiva:** Son las personas con perdida y/o limitación auditiva en menor o mayor grado.
- **Discapacidad múltiple:** Esta generada por múltiples deficiencias sean estas de carácter físico, visual, auditivo, intelectual, o psíquica.

2.11 Personas mayores con discapacidad y los cuidados de larga duración

2.11.1 Cuidados informales

Considerado cuidado informal o improvisado debido a que los familiares o entorno cumple el rol de cuidador, esto en personas mayores y en situaciones de dependencia asociados en su gran mayoría, quien presta los cuidados es el género femenino.

Uno de los factores por los cuales los cuidados en personas adultas con discapacidad es el económico debido a la compra de medicamentos y accesorios para el adulto mayor, o la internación en una residencia de adultos mayores, o la institucionalización en residencias o centros de día, impide a la familia generar gastos para dichos procedimientos.

Se considera al factor cultural en el que la mujer es considera como autentica cuidadora del adulto mayor con discapacidad, acompañado de falta de recursos o servicios sociales, acompañado al temor de quedarse solos por el hecho de internar a la pareja en un centro de institucionalización, acompañado de factores como abandono del empleo laboral, llevando a una repercusión a largo plazo. [26]

2.11.2 Cuidados remunerados en la esfera del hogar

Existen cuidadores en su mayoría del genero femenino, que realiza cuidados dentro del hogar, quienes prestan esta atención son en su mayoría trabajadores inmigrantes dentro de la economía informal, esta labor realizada mayormente por personas latinas, actualmente por la crisis económica las mujeres de La localidad realizan el trabajo de cuidado del adulto mayor con discapacidad, teniendo que aceptar las condiciones de trabajo y la remuneración económica disminuida.

2.11.3 Cuidados profesionalizados en el hogar

Es la solicitud de atención domiciliaria de adultos mayores con un grado de dependencia contratando los servicios de salud a domicilio a una organización, con carácter preventivo y rehabilitador, mediante el trabajo de un equipo interdisciplinario, con un apoyo biopsicosocial [26]

3. Objetivos

3.1 Objetivo general

- Describir características sociodemográficas de adultos mayores en situación de discapacidad del Municipio de Charaña, La Paz Bolivia.

3.2 Objetivo especifico

1. Identificar las características socio demográficas (edad, sexo, ocupación, etc.) de las personas con discapacidad del Municipio de Charaña.
2. Clasificar según el tipo y grado de discapacidad, en la atención integral de personas con discapacidad del Municipio de Charaña.
3. Identificar las complicaciones prenatales, perinatales (desarrollo psicomotor) y postnatales (rehabilitación y carnet de discapacidad) de las personas con discapacidad del municipio de Charaña.
4. Describir los logros de intervención en promoción y prevención de atención en personas adultas con discapacidad del Municipio de Charaña.

3.3 Hipotesis

La participación regular en programas de atención integral en salud de personas con discapacidad mejora la calidad de vida y reduce el riesgo de deterioro funcional en adultos mayores con discapacidad.

4. Metodología

4.1. Diseño

El presente estudio es de enfoque cualitativo – cuantitativo, descriptivo, transversal, no experimental.

Cualitativo: se utilizó al inicio de la investigación y en intervención intermedia como una forma de obtener la información que permitirá conocer el fenómeno de eventos con método de recolección de datos mediante la observación y acción participativa.

Cuantitativo: Se analizó una realidad objetiva a partir de mediciones numéricas y análisis estadístico para determinar predicciones o patrones de comportamiento del fenómeno.

Tipo de investigación: es descriptivo debido a que se recopilo información cuantificable para ser utilizada en el análisis estadístico de la muestra de la población.

4.2. Participantes

En el Municipio de Charaña habitan 350 adultos mayores de los cuales se identificó 38adultos mayores con discapacidad visual, auditiva, físico motora, mental, evaluadas a través de las visitas médicas en las diferentes comunidades del Municipio de Charaña, de los cuales los cuales 23son del género femenino y 15 del género másculino.

La muestra realizada fue por conveniencia, no probabilístico, por la disponibilidad de las personas de formar parte de la muestra en un intervalo de tiempo

4.2.1 Criterios de inclusión

- Adulto mayores de 60 años
- Adultos pertenecientes al Municipio de Charaña
- Adultos que presentaron un grado de discapacidad visual, auditiva, físico – motora, mental, psíquica, múltiple.

4.2.2 Criterios de exclusión

- Personas no pertenecientes al Municipio de - No tener capacidad intelectual o cognitiva para participar del estudio.

4.3. Instrumentos

Técnica de recolección de datos:

- Entrevista mediante el cuaderno de campo en enfoque cualtitativo, en la cual la investigadora forma parte de la comunidad y realiza intervención, mediante el apunte de actividades de intervención a realizar con el paciente, familia, comunidad en la cual intervienen diferentes agentes externos e internos.
- Encuesta mediante el uso de una ficha epidemiologica desde un enfoque cuantitativo, realizado a traves de un informe medico validado por el Ministerio de Salud y Deportes especificamente en el programa de discapacidad y el ServicioDepartamental de Salud – La Paz, con una confiabilidad que responde a la estabilidad de los datos obtenidos, sin ser alterados los resultados. (ver anexo 3)

4.4 Procedimiento

En relación a la identificación de personas adultas mayores con discapacidad del Municipio de Charaña, del Departamento de La Paz – Bolivia, se realizó intervención de atención primaria en Salud en relación con los medios de promoción de la Salud identificados en el trabajo de investigación.

Considerando como mejoras realizadas al respecto previa y durante la intervención; y posteriormente los logros alcanzados.

En relación a las acciones realizadas de prevención en la atención integral de personas adultas con discapacidad se describe a continuación las siguientes intervenciones mediante:

Prevención primaria

Se ha realizado un trabajo mediante los *medios de la promoción* de la salud

Educación para la vida

- Se realizó talleres de inclusión de personas con discapacidad junto a padres de familia, docente educativo y estudiantes de la Unidad Educativa Mejillones de la población de Charaña.
- Se realizó sesiones educativas en visitas de seguimiento de riesgo individual a familiares y comunidad donde se encuentra la persona con discapacidad.

- Junto a CODEPEDIS se realizó taller sobre discapacidad dirigido a autoridades del Gobierno Autónomo Municipal de Charaña y autoridades de la Comunidad.
- Solicitud de evaluación de filtración de agua a autoridades debido a la existencia de una mina en la comunidad de Villa Parka.

Reorientación de los servicios

- Visita del bus odontológico a las diferentes comunidades del Municipio de Charaña de forma mensual.
- Valoración nutricional a cargo de la licenciada en nutrición del Centro de Salud Integral Charaña, de forma trimestral para valoración de peso, talla, valoración de Índice de masa corporal y seguimiento de personas adultas con discapacidad.
- Visita familiar dentro del domicilio para valoración y seguimiento de estado de salud y medidas higiénicas de las personas con discapacidad.
- Valoración médica mediante un equipo interdisciplinario junto al servicio medicina, nutrición, odontología, enfermería

Movilización social

- Se trabajó en coordinación con la encargada de SLIM – DNA Charaña del Gobierno Autónomo Municipal de Charaña.
- Se trabajó en coordinación con el consejo educativo de la Unidad Educativa Ladislao Cabrera de la población de Charaña para realización de actividades.
- Se trabajó de manera coordinada con los profesores de la Unidad Educativa Ladislao Cabrera para seguimiento y control de actividades implementadas.

Alianzas estratégicas

- Se trabajó de manera coordinada con el equipo evaluador de discapacidad UTRAID para la calificación y carnetización de personas con discapacidad.

Prevención secundaria

- Identificación de paciente con discapacidad
- Tratamiento oportuno y adecuado para cada caso
- Detección de factores de riesgo.

- Implementación de programas preventivos de estimulación precoz (instrumentos de evaluación acordes a las necesidades del individuo, aplicación correcta de dichos instrumentos por distintos profesionales y existencia de canales o vías de coordinación entre los diferentes servicios sanitarios, sociales y educativos)
- Comunicación del diagnóstico a la familia.
- Supervisión de las reacciones de los padres.
- Orientación y canalización de los niños y sus familias.

Prevención terciaria

- Tratamiento y seguimiento de los problemas, principalmente de aquellos casos en los que exista un mayor riesgo.
- Preparación biológica del individuo para maximizar su aprendizaje y adaptación en su medio, proporcionándole las prótesis adecuadas para que sus sistemas sensoriales y de respuesta alcancen las mejores condiciones
- Control de enfermedades crónicas.
- Tratamientos farmacológicos o quirúrgicos de la discapacidad

Cuadro N° 1

Intervenciones realizadas durante el trabajo de intervención

Intervenciones	**Actividades**	**Objetivo**	**Medio de verificación**
Previa a la intervención	Visitas previas a las diferentes comunidades del Municipio de Charaña. Reuniones con autoridades de la comunidad.	Búsqueda activa de personas adultos mayores con discapacidad	Cuaderno de campo que permitió obtener una lista de personas identificadas y realización de acta notarial de identificación de persona con discapacidad. (ver anexo 4)
Durante la intervención	Llenado de ficha epidemiologica con un formato pre establecido a traves del Ministerio de Salud y Deportes, en el cual se identifica variables cuantitativas y cualitativa,	Llenado de ficha epidemiológica. **en situaciones en las que la personas habitaban solos en su residencia se realizo el llenado de la ficha**	Ver anexo 3

	antecedentes prenatales, perinatales y posnatales, tipo de discapacidad, rehabilitación física y obtención de carnet de discapacidad (ver anexo 2), Utilización de consentimiento informado (ver anexo 3)	**epidemiologica mediante la autorización de una autoridad de la comunidad a cargo.**	

Cronograma

Nro.	ACTIVIDADES	OCTUBRE 2023	NOVIEMBRE 2023	DICIEMBRE 2023	ENERO 2024	FEBRERO 2024	MARZO 2024
1	Reconocimiento del Área	■					
2	Identificación del problema		■				
3	Planteamiento del problema		■				
4	Revisión bibliográfica		■				
5	Diseño de instrumento para obtención de información			■	■	■	
6	Recolección de información			■	■	■	
7	Procesamiento de la información						■
8	Análisis y sistematización de datos						■
9	Presentación del trabajo Final						■
10	Presentación del trabajo Final						■

Operalización de variables

Variable	Tipo de variable	Escala	Forma de obtención de datos
Edad	Cuantitativa	60 - 70 años 71 – 80 años 81 – 90 años 91 – 100 años	Ficha epidemiologica
Sexo	Cualitativa	Femenino Masculino	Ficha epidemiologica
Ocupación	cualitativa	Ganadería Agricultor Artesano Ninguno	Ficha epidemiologica
Tipo de discapacidad	cualitativa	Fisica – motora Visual Auditiva Intelectual Mental o psíquica Múltiple	Ficha epidemiologica
Grado de discapacidad	cuantitativa	Leve Moderada Severa	Ficha epidemiologica
Causas de discapacidad	cualitativa	Congénito Adquiridas (enfermedades accidentales, laborales, violencia) Ambiental Biológico Desconoce	Ficha epidemiologica
Rehabilitación	Cuantitativa	Si No	Ficha epidemiologica
Carnet de discapacidad	Cuantitativa	Si No	Ficha epidemiologica

Durante el estudio se realizo un Análisis descriptivo para caracterizar las variables clave y pruebas de hipótesis.

Se utilizo el programa SPSS para la recolección sistematización de datos.

Los Resultados seran presentados a partir de recolección de datos de la ficha epidemiologica en base a datos a relevancia para el presente estudio como datos socio demograficos, tipo de discapacidad, grado de discapacidad, causas de discapacidad, rehabilitación, obtención de carnet de discapacidad.

5. Resultados

Durante la realización del trabajo de investigación se desarrollo el trabajo de intervención con una muestra de 38 personas adultas mayores identificados con algun grado de discapacidad, la encuesta realizada se desarrollo a partir de la ficha epidemiologica obtenida del Ministerio de Salud y Deportes de Bolivia (ver Anexo 2), presentadas a partir del llenado de dicha ficha epidemiologica.
La obtención de datos demograficos se realizan a partir del estudio cualtitativs.

Tabla 1.

Grupo etareo de adultos mayores con discapacidad del Municipio de Charaña

Nº	variable	N.º absoluto	%
1	60 - 70	14	36.84
2	71 - 80	9	23.68
3	81 – 90	7	18.42
4	91 - 100	8	21.05
TOTAL		38	100

Fuente: Elaboración propia, C.S.C.I. Charaña, enero – junio, gestión 2023

Con respeto al grupo etareo, se identificó un 36.84 % que corresponde a 14 personas con discapacidad tienen entre 60 y 70 años de en relación a 23,68 % que corresponde a 23,68 % tiene entre 71 – 80 años de edad.

Tabla 2.

Género de adultos mayores con discapacidad del Municipio de Charaña

N.º		N.º absoluto	%
1	Masculino	15	39.47
2	Femenino	23	60.52
TOTAL		38	100

Fuente: Elaboración propia, C.S.C.I. Charaña, enero – junio, gestión 2023

Con respecto al género un 60.52 % que corresponde a 23 personas con discapacidad corresponden al sexo femenino, un 39.47 % identificado corresponde a 10 personas son del sexo masculino.

Tabla 3.

Ocupación de adultos mayores con discapacidad del Municipio de Charaña

Nº		N.º absoluto	%
1	Ganadería	5	13.15
2	Agricultor	4	10.52
3	Artesano	5	13.15
4	Ninguna	24	63.15
TOTAL		38	100 %

Fuente: Elaboración propia, C.S.C.I. Charaña, enero – junio, gestión 2023

Con respecto al tipo a la condición sociodemográfica de ocupación un 63,15 % que corresponde a 24 personas con discapacidad no presentan una ocupación actual, un 13.15 % que corresponde a 5 personas realizan la actividad de ganadería y artesanía del Municipio de Charaña.

Tabla 4

Tipo de discapacidad de adultos mayores con discapacidad del Municipio de Charaña

Nº		N.º absoluto	%
1	Física – motora	8	21.05
2	Visual	6	15.78
3	Auditiva	6	15.78
4	Intelectual	13	34.2
5	Mental o psíquica	5	13.15
6	Múltiple	0	0
TOTAL		38	100

Fuente: Elaboración propia, C.S.C.I. Charaña, enero – junio, gestión 2023

En relación al tipo de discapacidad identificado un 34.2 % que corresponde a 13 adultos mayores presentan discapacidad intelectual, un 21.05 % que corresponde a 8 personas presentan discapacidad físico motora, y un 15.78 % que corresponde a 6 personas presentan discapacidad visual y auditiva.

Tabla 5.

Grado de discapacidad de adultos mayores con discapacidad del Municipio de Charaña

		Leve		Moderado		Grave		Muy grave	
N°	Tipo	N.º absoluto	%	N.º absoluto	%	N.º absoluto	%	N.º absoluto	%
1	Física – motora	0	0	5	26.31	2	20	1	11.11
2	Visual	0	0	4	21.05	1	10	1	11.11
3	Auditiva	0	0	3	15.78	2	20	1	11.11
4	Intelectual	0	0	6	31.57	4	40	3	33.3
5	Mental o psíquica	0	0	2	10.52	1	10	2	22.2
6	Múltiple	0	0	0	0	0	0	0	0
TOTAL		0	0	19	100	10	100	9	100

Fuente: Elaboración propia, C.S.C.I. Charaña, enero – junio, gestión 2023

Con respecto al grado de discapacidad un 33.3 % que pertenece 3 personas, presentan un grado de discapacidad intelectual muy grave, un 31,57 % de las personas presentan discapacidad intelectual grave.

Tabla 6

Causa de discapacidad de adultos mayores con discapacidad del Municipio de Charaña

N.°		N.° absoluto	%
1	Congénito	1	2.63
2	Adquiridas (enfermedades accidentales, laborales, violencia)	11	28.94
3	Ambiental	0	0
4	Biológico	7	18.42
5	Desconoce	19	50
TOTAL		38	100

Fuente: Elaboración propia, C.S.C.I. Charaña, enero – junio, gestión 2023

De acuerdo con lo identificado un 50 % que corresponde a 19 personas de desconocen la causa de discapacidad, un 28,94 % es de causa adquirida y un 18,42 % es de causa biológica.

Tabla 7

Recibió rehabilitación; adultos mayores con discapacidad del Municipio de Charaña

N°		N.° absoluto	%
1	Si	0	0
2	No	38	100
TOTAL		38	100

Fuente: Elaboración propia, C.S.C.I. Charaña, enero – junio, gestión 2023

De acuerdo a lo identificado un 100 % de la población que corresponde a 38personas, no recibieron rehabilitación.

Tabla 8

Cuenta con carnet de discapacidad, adultos mayores con discapacidad del Municipio de Charaña

N.º		N.º absoluto	%
1	Si	1	2.63
2	No	37	97.36
TOTAL		38	100

Fuente: Elaboración propia, C.S.C.I. Charaña, enero – junio, gestión 2023

De acuerdo a lo identificado un 97.36 % de la población que corresponde a 37 personas, no cuentan con carnet de discapacidad en relación a un 2,63 % que corresponde a 1 persona que cuenta con carnet de discapacidad.

En relación a la identificación de complicaciones prenatales, perinatales no se logró obtener una información adecuada debido a que, en la gran mayoría de los adultos mayores con discapacidad, viven en condiciones de abandono por lo que es difucultoso recordar o identificar estos aspectos, en relación al estado postnatales previa a la intervención un 100 % no recibe o recibió rehabilitación física, mental o psicosocial, solo una persona contaba con el carnet de discapacidad que le permite obtener de manera mensual su bono de discapacidad.

De acuerdo a lo identificado en el estudio cualitativo recopilados a partir del cuaderno de campo mediante la observación y llenado de acta notarial, se ha identificado de acuerdo a las condiciones sociodemográfica de los adultos mayores con discapacidad son de localidades de las diferentes comunidades del Municipio de Charaña, por ejemplo Caicoma localizada a 80 Km del Municipio donde se cuenta con 8 adultos mayores con discapacidad, de ellos 5 viven en condiciones de precariedad y abandono los cuales son vigilados y cuidados por autoridades de la comunidad.

Las intervenciones realizadas en las personas adultas mayores con discapacidad fueron realizadas en coordinación con las autoridades del Municipio y comunidad, los cuales intervinieron en la calificación para el carnet de discapacidad y obtención de bono discapacidad, así también añadir a plan operativo anual la contratación de un equipo interdisciplinario para la intervención de las personas con discapacidad.

6. Discusión

El presente trabajo de intervención en cual se logró Identificar las características socio demográficas en relación a la edad de los adultos mayores con discapacidad del Municipio de Charaña, en estudio considero la edad a partir de los 60 años, debido a que en Bolivia es caracterizado desde esa edad como adulto mayor, considerando el de mayor edad identificado de 96 años, de acuerdo al género se identificó con mayor prevalencia de discapacidad el sexo femenino, de acuerdo a la ocupación por las condiciones de salud y estado de discapacidad se encuentran en un estado adinámico de las personas con discapacidad del Municipio de Charaña.

El adulto mayor por alcanzar su edad es considerado doblemente vulnerable; en primer lugar, el envejecimiento fisiológico conduce a deterioro de las funciones del cuerpo, pasando por un deterioro cognitivo y, en segundo lugar, son más propensos a la discapacidad.

El fenómeno de envejecimiento poblacional ha contribuido a que la prevalencia de discapacidad en los adultos mayores vaya en aumento, el riesgo de discapacidad es más alto a mayor edad. Según Mejía (2014) quien evidencio; la prevalencia mundial para esta población estimada en 38.1%. describiendo la prevalencia de discapacidad según su severidad en países de mediano a bajo ingreso, relación al trabajo de investigación se identificó que en un 22.72 % de las personas con discapacidad tienen entre 86 a 90 años de edad[15].

De acuerdo a los factores sociodemográficos el fenómeno de envejecimiento demográfico será en una tasa de crecimiento de 3.5%, mayor que el índice de crecimiento poblacional total y se debe a una menor tasa de mortalidad y de fecundidad, por lo cual la estructura por edades dejará de ser una pirámide, reflejando un aumento en la proporción de adultos mayores.

Realizando un análisis de la situación del adulto mayor en Bolivia concluye que el envejecimiento demográfico se convierte en un problema social cuando va acompañado de pobreza, enfermedad, discapacidad y aislamiento social y que debido a esto, la discapacidad asociada a la edadavanzadaserá uno de los principalesmotivos de atención en salud, Se encontró que la prevalencia de discapacidad fue mayor en las mujeresque en los hombres mayores de 60 años, que coincide con el presentetrabajo de investigación.

En el presente trabajo de intervención se llegó a la identificar que el tipo de discapacidad identificado es el intelectual, catalogado de grave a muy grave, identificados en la atención integral en las visitas familiares de personas adultas con discapacidad del Municipio de Charaña.

Según Perez (2012) indica que, entre los trastornos mentales, destacan las demencias y la depresión, aunque esta es menos habitual entre las personas mayores con discapacidad intelectual [16].

Además, existen algunos problemas de salud que pueden ir asociados a determinados síndromes o ser una consecuencia más de la lesión cerebral que originó la discapacidad intelectual

De acuerdo a los logros de intervención en promoción y prevención de atención en personas adultas con discapacidad del Municipio de Charaña realizado se ha logrado realizar las actividades planeadas teniendo como logro de 38 personas adultos mayores identificados con discapacidad física - motora, visual, auditiva, intelectual y mental, 24 lograron obtener su carnet de discapacidad.

Silverman (2019) propone la necesidad de una discusión amplia y abierta sobre el tema de la prevención en la discapacidad en virtud de la confusión que existe en relación con los propósitos de la prevención primaria, secundaria y terciaria, aspecto con el cual se concuerda y que deberá ser motivo de un profundo análisis[17].

La discapacidad es un importante problema de salud pública que aumenta cada vez más y que tiene una considerable repercusión social. Tal fenómeno es multifacético y sobre él se han centrado diferentes posturas teóricas, todas ellas con una sólida base conceptual que ha permitido abordarlo de una forma más amplia.

Las medidas de prevención y el trabajo en equipo permite considerar los elementos básicos en el diseño de programas de intervención con el fin de evitar o disminuir el efecto de la discapacidad en las personas, las familias y las comunidades. Estos factores forman una triada que se debe atender en cualquier momento de la intervención y fortalecer así el trabajo multidisciplinario para que las personas con discapacidad tengan una atención integral y de calidad que responda a las necesidades particulares de cada persona.

Por otro lado, también es importante no dejar de lado el papel de la familia en todo el proceso de atención, ya que generalmente los padres atraviesan etapas difíciles para aceptar el problema, lo que implica un alto grado de preocupación, por lo que es necesario el apoyo de diversos profesionistas. Por este motivo, las acciones de prevención también deben ser planteadas considerando la participación de la familia.

7. Conclusión

De acuerdo a las limitaciones identificadas fueron la mayor relevancia la distancia debido a que el Municipio de Charaña de encuentra a 230 km de la ciudad más cercana, las condiciones sociodemográficas del lugar no permiten un transitabilidad adecuada por parte del personal de Salud para realizar intervenciones continuas, estas deben ser planificadas de manera mensual, semestral y anual.

El idioma Aymara es una de las limitaciones de contacto entre el personal de Salud y personas adultas mayores con discapacidad, por lo que se realiza acompañamiento de las autoridades de la comunidad para la traducción, considerado como una barrera cultural.

En el presente trabajo de intervención se logró realizar las acciones de prevención en la atención integral de personas adultas con discapacidad y se ha logrado incidir sobre la detección de personas con discapacidad mediante la realización la aplicación de los *medios de la promoción* de la salud como *Educación para la vida mediante* talleres de inclusión de personas con discapacidad junto a padres de familia, docente educativo y estudiantes de la Unidad Educativa Mejillones de la población de Charaña y equipo especializado en identificación de personas con discapacidad, *Reorientación de los servicios a través de logros como* visita del bus odontológico en las diferentes comunidades donde se encuentran los adultos mayores con un grado de discapacidad.

Se logro la valoración nutricional a cargo de la licenciada en nutrición del Centro de Salud Integral Charaña, de forma trimestral para valoración de peso, talla, valoración de Índice de masa corporal y seguimiento de personas adultas con discapacidad.

Así también lográndose la visita familiar dentro del domicilio para valoración y seguimiento de estado de salud y medidas higiénicas de las personas con discapacidad, además de la valoración médica mediante un equipo interdisciplinario junto al servicio medicina, nutrición, odontología, enfermería

Mediante la movilización social importante en el Municipio de Charaña, se logró un trabajo en coordinación con la encargada de violencia al adulto mayor (SLIM – DNA) además de un trabajo en coordinación con el consejo educativo de la Unidad

Educativa Ladislao Cabrera, profesores, de la población de Charaña para realización de actividades.

En relación a las *alianzas estratégicas* se trabajó de manera coordinada con el equipo evaluador de discapacidad UTRAID lográndose la calificación y carnetización de personas con discapacidad.

Bibliografía

1. Hollenweger J. (2011) *Fondo de las Naciones Unidas para la Infancia*, Vol. 2 https://www.unicef.org/lac/media/7391/file
2. R. Villena, Derechos Humanos de las personas con discapacidad https://www.defensoria.gob.bo/uploads/files/derechos-de-las-personas-con-discapacidad- cartilla.pdf
3. Ortega P. Plancarte C. (2017) Discapacidad: factores de riesgo y prevención y profesionales relacionados. Enseñanza e Investigación en Psicología, 22(2), 183-196 ISSN: 0185-1594. https://www.redalyc.org/articulo.oa?id=29255774005
4. Rodriguez S. (2010) Desde la discapacidad hacia la diversidad funcional, Revista Internacional de Sociología, Vol.68, nº 2, Mayo-Agosto, 289-309. https://www.um.es/discatif/documentos/SRDyMAVF_RIS.pdf
5. Perez L. (2012) El envejecimiento de las personas con discapacidad, Documento de posición del CERMI Estatal, edición cinca, pag. 5- 48. https://consaludmental.org/publicaciones/Envejecimientopersonascondiscapacidad.pdf
6. Vega Fuente, Amando. (2008). La promoción de la salud ante la discapacidad. *Revista Española de Salud Pública*, *82*(3), 351-352. http://scielo.isciii.es/scielo.php?script=sci_arttext&pid=S1135-57272008000300011&lng=es&tlng=es.
7. Instituto Nacional de Seguridad y Salud en el Trabajo (INSST), O.A., M.P. (2018), Guía para la promoción de la salud en el trabajo para personas con discapacidad intelectual.

   https://www.insst.es/documents/94886/538970/Gu%C3%ADa+para+la+promoci%C3%B3n+de+la+salud+en+el+trabajo+para+personas+con+discapacidad+intelectual/944d6e0f-3fdb-456b-b428-1e0ef7e77c58
8. Arenas A. (2020), Una mirada a la discapacidad psicosocial desde las ciencias humanas, sociales y de la salud, Hacia. Promoción de la Salud. 2021; 26 (1): 69-83. http://www.scielo.org.co/pdf/hpsal/v26n1/0121-7577-hpsal-26-01-69.pdf

9. Amate E., A. (2016). Prevención y rehabilitación. En E. A. Amate y A. J. Vásquez (Eds.): Discapacidad: lo que todos debemos saber (pp. 61-66). Washington, D. C.: Organización Panamericana de la Salud.
10. Barbosa S. (2019) El modelo médico como generador de discapacidad, Revista Latinoamericana de Bioética, vol. 19, núm. 2 https://www.redalyc.org/journal/1270/127063728009/127063728009.pdf
11. Maldonado J. (2013) El modelo social de la discapacidad: una cuestión de derechos humanos, UNAM, Instituto de Investigaciones Jurídicas, Boletín Mexicano de Derecho Comparado, núm. 138, pp. 1093-1109. https://www.scielo.org.mx/pdf/bmdc/v46n138/v46n138a8.pdf
12. Hernandez P. (2021) Fisioterapia y rehabilitación integral de personas con discapacidad: revisión narrativa, Redalyc, vol. 40, núm. 6. https://www.redalyc.org/journal/559/55969710016/55969710016.pdf
13. Gonzales J. (2017), Atención centrada en la persona: una nueva tendencia en la provisión de cuidados, Universidad de Catambria, pg. 1 – 31. https://repositorio.unican.es/xmlui/bitstream/handle/10902/11737/Guti%E9rrez%20Mart%EDnez%20Virginia.pdf?sequence=4
14. Delgado I. (2018), modelo de atención en salud para la persona adulta mayor, Ministerio de Salud, el Salvador, pg. 1-31 https://www.gerontologia.org/portal/archivosUpload/uploadManual/El_Salvador_Modelo_Salud_Atencion_Persona_Adulta_Mayor.pdf
15. Instituto Nacional de Seguridad y Salud en el Trabajo (INSST), O.A., M.P. (2018), Guía para la promoción de la salud en el trabajo para personas con discapacidad intelectual. https://www.insst.es/documents/94886/538970/Gu%C3%ADa+para+la+promoci%C3%B3n+de+la+salud+en+el+trabajo+para+personas+con+discapacidad+intelectual/944d6e0f-3fdb-456b-b428-1e0ef7e77c58
16. Corsino Néstor et. al (2023) Bolivia. Ministerio de Salud y Deportes. Dirección General de Redes de Servicios de Salud. Unidad de Gestión de la Política de Discapacidad. Manual de Proceso y Procedimientos para la Calificación, Registro y Carnetización de Discapacidad

https://www.minsalud.gob.bo/component/jdownloads/?task=download.send&id=792&catid=20&m=0&Itemid=646

17. Alcon S. Bolivia. (2022) Ministerio de Salud y Deportes. Dirección General de Redes de Servicios de Salud. Unidad de Gestión de la Política de Discapacidad. Situación de la Rehabilitación y de la Capacidad de Tecnologías de Apoyo en el Estado Plurinacional de Bolivia. /Ministerio de Salud y Deportes.
18. Cukier, S., & Barrios, N. (2019). Intervenciones farmacológicas en discapacidad intelectual y autismo [Pharmacologicalinterventionsforintellectualdisability and autism]. *Vertex (Buenos Aires, Argentina)*, *XXX*(143), 52–63.
19. Monteverde, M., Palloni, A., Guillen, M., & Tomas, S. (2020). EarlyPoverty and Future LifeExpectancywithDisabilityamongtheElderly in Argentina: Pobreza Temprana y Esperanza de Vida Futura con Discapacidad entre los Adultos Mayores de la Argentina. *Revista latinoamericana de poblacion*, *14*(26), 5–22. https://doi.org/10.31406/relap2020.v14.i1.n26.1
20. Márquez-González, H., & Valdez-Martínez, E. (2018). *Gaceta medica de Mexico*, *154*(6), 649–656. https://doi.org/10.24875/GMM.18004429
21. Pino-Morán, J. A., Rodríguez-Garrido, P., &Burrone, M. S. (2023). Politico-EpistemicTensionsRegarding Personal Assistance and Care for People withDisabilities: An Integrative LiteratureReview. *International journalofenvironmentalresearch and publichealth*, *20*(2), 1366. https://doi.org/10.3390/ijerph20021366
22. Calvet, X., Motos, J., & Villoria, A. (2014). Cómo redactar un informe médico para la valoración de minusvalía o discapacidad [Howtowrite a medical reportfortheassessmentofdisability]. *Medicina clinica*, *142*(1), 25–28. https://doi.org/10.1016/j.medcli.2013.09.019
23. Potes Gallego, M. P., Ríos Herrera, N., Romero López, S. P., García Restrepo, H. D., Takada Pulgarín, Y., & Agudelo Ramírez, A. (2022). Salud bucal en la población con discapacidad visual: revisión de literatura. [Oral health in visuallyimpairedpatients: a literaturereview]. *Revista de la Facultad de Ciencias Medicas (Cordoba, Argentina)*, *79*(3), 272–276. https://doi.org/10.31053/1853.0605.v79.n3.35265

24. Ceres Ruiz R. (2019). La tecnología para la mejora de la autonomía y la participación en la discapacidad [Technologytoimproveautonomy and participationamongdisabledpeople]. *Rehabilitacion*, *53*(3), 143–145. https://doi.org/10.1016/j.rh.2019.06.003

25. Zúñiga-Fajuri A. (2017). Investigación y discapacidad intelectual en Chile [Research and intellectualdisability in Chile]. *Medwave*, *17*(1), e6833. https://doi.org/10.5867/medwave.2017.01.6833

26. Muñoz O. (2018). Los cuidados de larga duración para personas mayores efectuados en la esfera del hogar en un contexto de crisis económica. Estudio cualitativo para el Área Metropolitana de València, Universitat de València, pg 1-25

Anexos

9.1 Anexo 1

Fotografias

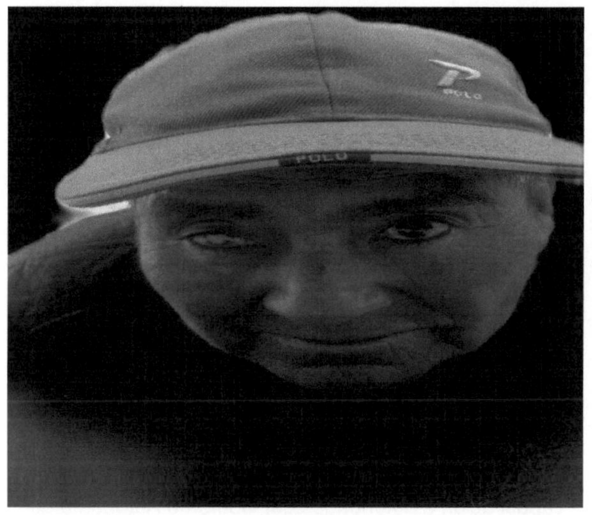

Evaluación de personas con discapacidad, C.S.C.I. Charaña

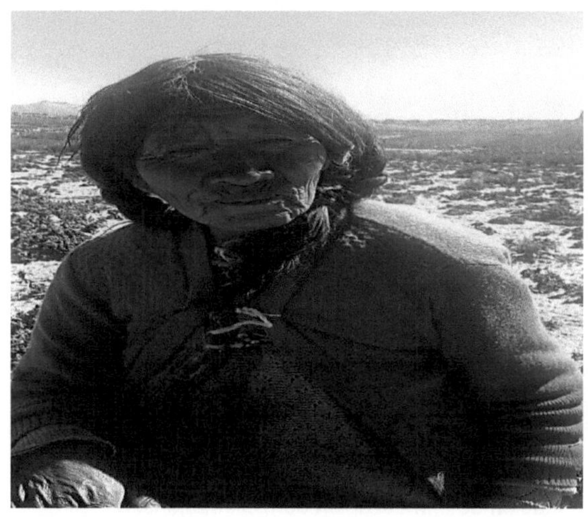

Evaluación de persona adulta mayor con discapacidad, Comunidad de Villa Parka, Municipio de Charaña

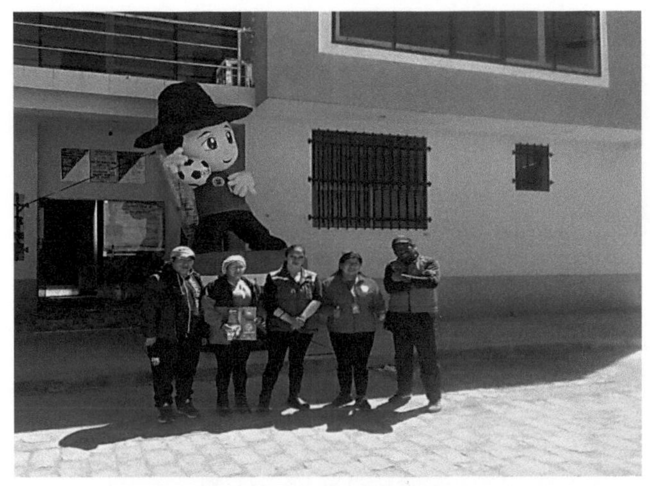

Taller de capacitación a autoridades del Gobierno Autónomo de Charaña, y autoridades locales

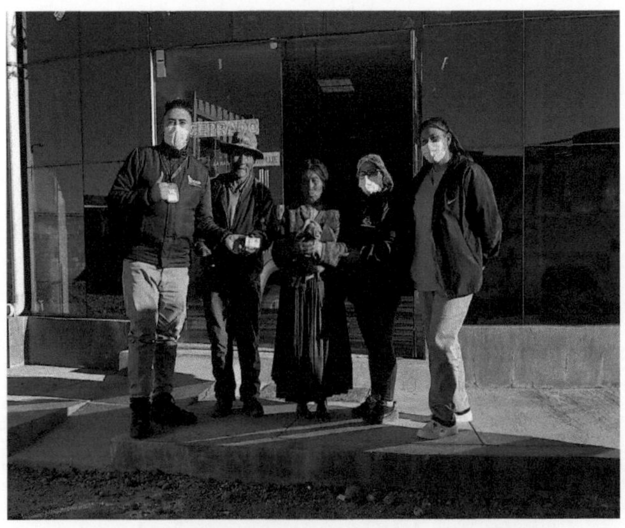

Coordinación de carnetización domiciliaria junto a Personal de SEGELIC

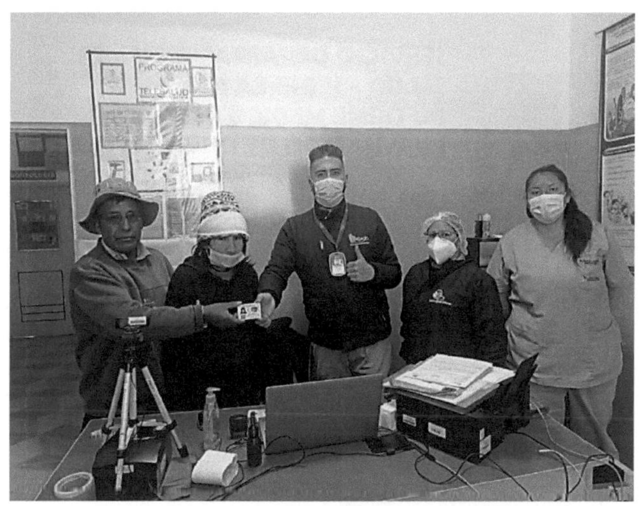

Coordinación de carnetización domiciliaria junto a
Personal de SEGELIC

Anexo 2

Ficha epidemiologica

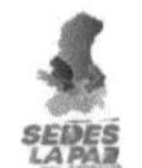

SERVICIO DEPARTAMENTAL DE SALUD - SEDES LA PAZ
INFORME MÉDICO PARA LA EVALUACION DE DISCAPACIDAD
RESOLUCIÓN ADMINISTRATIVANº 014 / 2015

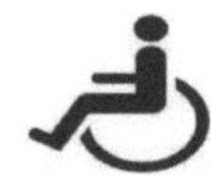

Nº	DATOS INSTITUCIONALES
RED DE SALUD: II ESTABLECIMIENTO DE SALUD: NIVEL: I / II / III	

IDENTIFICACION DEL PACIENTE / USUARIO

NOMBRES Y APELLIDOS: C.I.: EDAD:

SEXO: F M PROCEDENCIA: / OCUPACION ACTUAL: / ESTADO CIVIL:

DOMICILIO: Nº/ ZONA: /TELEFONO:

ANTECEDENTES PRENATALES				ANTECEDENTES PERINATALES				
Nº GESTACION	DURACION GEST.	C.P.N.	COMPLICACIONES	PARTO	COMPLICACIONES	LLANTO	CIANOSIS	INCUBADORA
				VAG. / CES.				

ANTECEDENTES POSTNATALES DEARROLLO PSICOMOTOR:

VACUNAS	VACUNA - COVID 19	SOSTÉN CEFÁLICO	SEDESTACIÓN	BIPEDESTACION	MARCHA	LENGUAJE	CONTROL DE ESFÍNTERES
COMPLETO / INCOMPL. / N.RECUERDA	SI NO						i

ANTECEDENTES PATOLOGICOS , PERSONALES Y FAMILIARES:

C.VASCULAR	PULMONAR	DIGESTIVOS	RENALES	QUIRURGICOS	ALERGICOS	ENDOCRINOLÓGICO	NEUROLÓGICOS	GENÉTICOS
No								
PADRE	MADRE	HERMANOS	HIJOS	TIOS	ALCOHOL	DROGAS	TABACO	OTROS
No								

ANTECEDENTES DE LA ENFERMEDAD ACTUAL:

EXAMEN MÉDICO

NEUROLOGICO:

CABEZA CUELLO

TORAX ABDOMEN:

<table>
<tr><td colspan="3"></td></tr>
<tr><td colspan="3">EXTREMIDADES:</td></tr>
<tr><td colspan="3"></td></tr>
<tr><td colspan="3"></td></tr>
<tr><td colspan="3"></td></tr>
<tr><td colspan="3"></td></tr>
<tr><td colspan="2">ETIOLOGIA:</td><td>EDAD DE INICIO DE LA DEFICIENCIA :</td></tr>
<tr><td colspan="3">DIAGNOSTICOS: EN FUNCION AL (CIE 10)
1.- 1.-
2.-
3.-
4.-</td></tr>
<tr><td colspan="3">RECIBE REHABILITACIÓN: SI □ NO CUÁL:</td></tr>
<tr><td colspan="3">OBSERVACIONES Y RECOMENDACIONES:</td></tr>
<tr><td colspan="3">DEPARTAMENTO DE LA PAZ, MUNICIPIO: FECHA:</td></tr>
<tr><td>FIRMA SELLLO DEL MÉDICO</td><td>SELLO DE LA INSTITUCIÓN</td><td>EMISIÓN GRATUITA</td></tr>
</table>

Anexo 3

Consentimiento informado

"FORMULARIO DE CONSENTIMIENTO INFORMADO PARA LA TOMA DE FOTOGRAFÍAS y REALIZACIÓN DE ENCUESTA"

CONSENTIMIENTO INFORMADO

Por medio de la firma de este documento, declaro que se me ha explicado lo siguiente respecto de la toma de fotografías en el Municipio de Charaña, a mi persona: - Tienen como fin principal ser utilizadas con fines clínico social, para el análisis por profesionales de la salud en el estudio diagnóstico y/o terapéutico de calidad de vida de personas adultos mayores con discapacidad, se mantendrán archivadas en ficha clínica en papel, ficha clínica electrónica o el repositorio documental que utilice la institución como registro de información electrónica. - Podrán ser utilizadas en publicaciones médicas impresas o electrónicas, con fines docentes y/o de investigación. En cualquiera de estas situaciones, la identidad del comunario, se mantendrá estrictamente resguardada, así como serán modificadas para evitar la identificación del paciente, bajo ninguna circunstancia ello afectará el derecho a recibir las prestaciones de salud que estén bajo la cobertura del Seguro Ley N° 1152 Declaro que he comprendido toda la información entregada y se han aclarado mis dudas al respecto. De acuerdo con ello, decido lo siguiente:

ACEPTO __ NO ACEPTO __

DATOS DEL PACIENTE O DEL REPRESENTANTE LEGAL NOMBRE:

____

C.I: ____________________ FECHA: ____________________ FIRMA:

____________________ DATOS DEL PROFESIONAL QUE INFORMA

NOMBRE:

____

__ _____ C.I: ____________________ FECHA: ____________________

FIRMA: ____________________

Anexo 4

Acta de identificación de persona con discapacidad (ejemplar)

ACTA DE CAPTACIÓN PACIENTE
CON DISCAPACIDAD

En fecha 15/04/2023, se realizó la captación de paciente de sexo masculino Juan Alanoca Machicado de FN 20/10/1960, CI 2276649 LP, residente del Municipio de Charaña.

Examen: Piel y mucosas hidratadas, normocoloreadas, cardiopulmonar clínicamente estable, ojo derecho con pérdida de humor vítreo y humor acuoso de globo ocular derecho.

Dx. Discapacidad Visual

JUAN ALANOCA MACHICADO
2276649 L.P
Cel. 71918646

Dra. Miriam Bautista C
[illegible]
CENTRO DE SALUD CHARAÑA
[illegible]

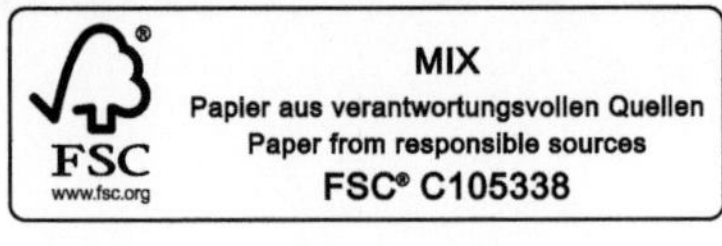

Printed by Books on Demand GmbH, Norderstedt / Germany